DE LA

LIQUEUR D'ABSINTHE

ET DE SES EFFETS

PAR

J.-M. Ferdinand **MOREAU**

> L'absinthe, c'est la muse verte des poëtes.
>
> L'absinthe, cet opium de notre civilisation.
>
> L'absinthe, ce fléau qui a tué plus de soldats français en Afrique que les balles arabes.
>
> L'absinthe n'est qu'un des déguisements pris par l'alcool pour faire sa cour à l'ivrognerie.

PRIX : 1 FRANC

PARIS

F. SAVY, LIBRAIRE-ÉDITEUR

24, RUE HAUTEFEUILLE

1863

DE LA

LIQUEUR D'ABSINTHE

ET DE SES EFFETS.

IMPRIMERIE RENOU ET MAULDE,
Rue de Rivoli, 144.

DE LA

LIQUEUR D'ABSINTHE

ET DE SES EFFETS

PAR

J.-M. Ferdinand MOREAU

L'absinthe, c'est la muse verte des poëtes.

L'absinthe, cet opium de notre civilisation.

L'absinthe, ce fléau qui a tué plus de soldats français en Afrique que les balles arabes.

L'absinthe n'est qu'un des déguisements pris par l'alcool pour faire sa cour à l'ivrognerie.

PARIS

F. SAVY, LIBRAIRE-ÉDITEUR

24, RUE HAUTEFEUILLE

1863

A MONSIEUR LE PROFESSEUR TROUSSEAU

PROFESSEUR DE CLINIQUE MÉDICALE DE LA FACULTÉ DE MÉDECINE DE PARIS

MÉDECIN DE L'HOTEL-DIEU,

MEMBRE DE L'ACADÉMIE IMPÉRIALE DE MÉDECINE,

COMMANDEUR DE LA LÉGION D'HONNEUR, ETC.

Veuillez, cher et illustre Maître, accepter la dédicace de cet humble Essai de votre élève respectueux et dévoué

F. MOREAU.

PRÉFACE

Depuis dix ans, et surtout depuis la Thèse de M. le docteur Motet, 1859 (1), on s'est beaucoup occupé de l'absinthe et des dangereux effets produits par cette liqueur. Les médecins aliénistes, ayant constaté combien l'abus des boissons alcooliques était fréquemment la cause de la folie, ont attribué à l'absinthe, dans beaucoup de cas, différents troubles de l'intelligence, depuis un simple dérangement d'esprit jusqu'à la démence la plus complète. On a été plus loin : on a vu dans l'absinthe une plaie sociale menaçant d'envahir toutes les classes de la société, et devant être pour nous ce que l'opium et le haschisch sont pour les civilisations orientales. Néanmoins aucun ouvrage sérieux sur cette matière n'avait paru avant la Thèse de M. le docteur Motet. Comment expliquer alors l'absence (pendant un espace de temps si considérable) de tout travail scientifique et sérieux, lorsque, médecins, militaires et gens du monde crient à l'empoisonnement, au suicide, en exigeant presque de l'autorité la prohibition de la pernicieuse liqueur? Ce fait nous avait vivement frappé, nous cherchâmes à nous l'expliquer, ce qui était aisé et bien

(1) *Sur l'alcoolisme, et plus particulièrement des effets toxiques de la liqueur d'absinthe.* — Thèse n° 250; 1859.

simple. En effet, si l'on trouve fréquemment des ivrognes, il est rare de trouver des absinthistes. Je m'explique : un buveur de profession boira, dans sa journée, sept ou huit verres d'absinthe et même plus, mais il absorbera en même temps du vin blanc et rouge, du cognac, du rhum, etc. Que l'on analyse, en effet, les observations d'absinthisme publiées dans ces derniers temps, on n'en trouvera pas une seule dont le sujet fût un simple buveur d'absinthe. Quand on étudie, chez le fumeur d'opium, les effets morbides produits par sa funeste habitude, on n'a pas à craindre d'attribuer à un autre agent qu'à l'opium les effets observés.

On comprend maintenant la difficulté que durent éprouver les hommes de science tentés de travailler ce sujet, pour éliminer, dans un ensemble de phénomènes morbides, ceux qui sont dus à l'alcool de ceux qui sont attribués à l'absinthe. On recula donc devant les difficultés que présentait l'étude de cette question, mais on n'hésita point pour cela à attribuer à l'absinthe des effets véritablement toxiques.

Il suffit de la mort de quelques hommes célèbres, plus ou moins adonnés aux liquides alcooliques et succombant aux suites inévitables de leurs excès, pour rendre l'absinthe responsable de leur triste fin. Si pourtant on avait interrogé leurs parents et amis intimes, on aurait vu que l'absinthe entrait pour de bien faibles quantités dans la somme des liquides alcooliques absorbés par eux journellement. Il résulte des renseignements pris par nous que, dans une foule de cas, et en particulier dans les plus célèbres, on n'aurait pas dû dire : « Un tel est mort empoisonné « par l'absinthe, » mais plutôt : « C'est l'ivrognerie qui l'a tué. »

Nous avons été pendant longtemps, tous les jours, chez un des distillateurs les plus importants de la rive gauche, qui donne à boire à une foule de prolétaires, à l'affût d'un buveur d'absinthe véritable, c'est-à-dire, n'absorbant (à peu près, s'entend) que de l'absinthe, et, malgré tout le désir que nous en aurions eu, il nous a été impossible de le trouver. Tous les ouvriers que nous avons interrogés nous ont bien avoué leur penchant pour l'absinthe, mais ils nous ont aussi dit qu'ils ne se contentaient pas d'en boire, qu'ils abusaient de tous les spiritueux indistinctement, et que la verte liqueur n'entrait pas pour la majeure partie dans leur consommation journalière.

La réunion de tous ces faits nous amena à penser que l'absinthe pourrait bien n'être dangereuse que par l'abus qu'on en fait, et quand nous vîmes que les phénomènes qu'elle produisait n'étaient autres que ceux de l'alcoolisme, notre conviction n'en devint que plus profonde. Le but de ce travail n'est pas d'établir l'innocuité de l'absinthe : l'usage non réglé de tous les spiritueux présente des dangers; mais bien de démontrer, autant qu'il est en notre pouvoir, que l'absinthe n'est pas un poison, que l'abus qu'on en fait est seul nuisible, comme l'est celui de tout alcoolique. Nous n'avons pas évidemment à parler ici des altérations que lui fait subir une industrie coupable; ce danger existe aussi bien pour toutes les boissons.

Déplorons donc une mode qui ajoute à la série déjà trop nombreuse des boissons spiritueuses de notre pays un nouvel agent de démoralisation. Qu'il soit de mode demain de prendre une teinture alcoolique de camomille ou de toute autre plante, on accusera le végétal des désordres causés par l'alcool.

BIBLIOGRAPHIE

Les admirables propriétés de l'absinthe. — Paris, 1620.

Borrichii. (Olai). — *Obs. ex nimio absinthii usu lac puerperæ absinthites. Act. hafn.* — Vol. II, obs. 62.

Fehr (Jo. Mich). — *Hiera picra seu de absinthio analecta ad normam. Acad. nat. curios. collecta.* — Leipzig, 1667, fig.

Stechman (Jo. Paul). — *De Artemisiis.* — Gottingue, 1775.

Lupis. — *Obs. et Exp. sur la vertu antifébrile de l'extrait amer d'absinthe.* — Extrait dans le journal du *Progrès,* tome 15, 109.

Aug. Motet. — *Considérations générales sur l'alcoolisme et plus particulièrement des effets toxiques produits par la liqueur d'absinthe.* — Thèse inaug.; 1859.

L. Figuier. — *Année scientifique 1862.* — Pages 336 et suiv.

Anselmier. — *De l'empoisonnement par l'absinthe.* — 1862.

DE LA

LIQUEUR D'ABSINTHE

ET DE SES EFFETS

L'absinthe, *artemisia absinthium*, appartient, comme la camomille, à la famille des SYNANTHÉRÉES, et, comme la camomille, elle rentre dans la classe des médicaments excitants. Elle exhale une odeur pénétrante très-prononcée; sa saveur est amère et aromatique.

L'analyse donnée par M. Braconnot est la suivante : « Huile essentielle d'un vert foncé, d'une saveur fraîche « et amère, matière résiniforme très-amère, matière « animalisée très-amère, chlorophylle, albumine, fé- « cule particulière, matière animalisée peu sapide, des « sels; l'absinthine, matière verte cristallisable, à réac- « tion acide, contenue dans l'extrait à l'état d'absinthate « de potasse. »

C'est à la fois un médicament tonique et stimulant; elle jouit de propriétés emménagogues et anthelminthiques. On lui a attribué avec raison une action fébrifuge qui est plus énergique que celle de la camomille. MM. Trousseau et Pidoux disent, dans leur *Traité de Thérapeutique* (1), qu'elle est un des meilleurs fébrifuges indigènes; ils signalent en outre l'utilité de son emploi dans les engorgements spléniques et hépatiques, ainsi que dans l'œdème et l'ascite, conséquences des fièvres automnales.

On l'emploie avec succès, disent-ils, dans le traitement de la chlorose et de l'aménorrhée.

C'est une plante à propriétés énergiques; ce n'est donc pas sans raison qu'on a pu lui attribuer des propriétés toxiques.

MM. Trousseau et Pidoux ajoutent que « ce n'est « peut-être pas si à tort qu'on l'a dit, que des propriétés « vireuses et un peu narcotiques ont été attribuées à la « plante qui nous occupe. Il est certain au moins que la « liqueur enivre très-facilement, produit des vertiges « et un état nauséeux qui n'appartient pas alors à l'al- « cool, mais à l'absinthe; cet état retrace, à un *faible de- « gré* et *incomplétement*, une légère intoxication par quel- « que substance narcotico-âcre. »

Nous ne saurions être ici de l'avis de notre illustre maître. Les vertiges sont souvent le résultat de l'abus des boissons alcooliques en général; quant à l'état nauséeux, lorsqu'il existe, il dépend, comme nous l'apprennent nos observations particulières, des sels de cuivre qui servent si souvent à la sophistication de la liqueur.

L'absinthe fut connue de toute antiquité comme médicament; ses propriétés toniques la firent toujours re-

(1) *Traité de Thérapeutique*, tom. II, article *Absinthe*.

chercher pour le traitement des convalescences longues et difficiles. En 1830, lorsque l'armée française, exposée aux privations cruelles de vin, de bière et même d'eau, se trouva subitement transportée d'un climat tempéré comme le nôtre sous les brûlants rayons du soleil d'Afrique, on lui offrit comme boisson une liqueur alcoolique et aromatique qui, mêlée à l'eau, constituait un breuvage agréable et rafraîchissant. Son usage devint bientôt général : soldats et officiers s'adonnèrent à cette boisson; quelques-uns, sans mesure, payèrent de la vie des excès *alcooliques* qui, dans un autre climat, auraient été de moindre danger. Chaque régiment revenant en France rapporta avec lui le goût de l'absinthe, qui peu à peu devint d'un usage quotidien pour presque toutes les classes de la société. Depuis une dizaine d'années surtout, la mode en est devenue si effrénée, que ce qui était autrefois une exception est maintenant la règle. Pour se rendre compte des immenses quantités d'absinthe absorbées journellement, il suffit d'aller, entre quatre et six heures de l'après-midi, dans un café, depuis le plus élégant jusqu'au plus infime, depuis le boulevard des Italiens jusque dans nos faubourgs les plus reculés : l'homme du monde et le chiffonnier ont un point de contact; tous deux, à la même heure, prennent *leur absinthe.* Supposons que l'absinthe n'existe pas, croyez-vous que l'homme du monde penserait à prendre un verre de rhum ou de cognac? Pour moi, je ne le crois pas; quant au prolétaire, il boirait peut-être du vin détestable, c'est possible, mais à coup sûr moins nuisible qu'une teinture alcoolique au sulfate de cuivre, au curcuma ou à l'indigo.

Le buveur de profession seul, surtout dans les classes inférieures, préfère les liqueurs proprement dites au vin ou à la bière. L'ivrognerie existera toujours quoiqu'on fasse; c'est une des passions de l'humanité, et toutes les passions ne font malheureusement que croître avec la civilisation d'un peuple.

Tel qui, si la mode n'existait pas, ne ferait aucun excès entre ses repas, se voit forcé par l'habitude, ce puissant mobile, d'aller au café prendre son absinthe. Il y a vingt ans, ce même homme aurait rougi, à moins d'un besoin réel, de prendre un verre ou deux de spiritueux dans sa journée.

Si vous supposez maintenant que ce même homme, au lieu de se laisser guider par les lois de l'hygiène la plus élémentaire, oubliant les dangers qu'offre l'abus de toutes choses, prenne quatre, six, huit ou dix petits verres d'absinthe par jour, il rentrera dans la classe, trop nombreuse malheureusement, des buveurs de profession, et comme, d'un autre côté, il ne se privera pas, à coup sûr, de vin, de bière et des autres boissons spiritueuses, l'intoxication alcoolique ne tardera à se manifester chez lui par les troubles du système nerveux qu'elle entraîne fatalement à sa suite.

Mais alors ce ne sera plus l'absinthe qu'il faudra accuser ici des désordres causés par l'alcool, ce sera à l'abus qu'aura fait le malade d'une boisson spiritueuse à un degré aussi élevé que l'absinthe qu'il faudra attribuer les phénomènes morbides.

Nous ne nions pas à l'absinthe les propriétés excitantes dues aux principes végétaux que contient la liqueur, et à ce propos nous ne saurions mieux faire que de rappeler ce que disait Cabanis (1) : « On n'observe « point des effets semblables dans l'emploi des diffé- « rentes liqueurs fermentées. Quand la partie sucrée et « fermentescible se trouve unie à des principes aroma- « tiques très-forts, comme dans les boissons que retirent « quelques peuples de diverses épices écrasées et mêlées « au suc qui découle de certaines espèces d'arbres ou « qui s'exprime de certains fruits, leur action est plus « profonde et plus durable ; elle présente le caractère « tenace des huiles essentielles brûlantes qui nagent « dans ces préparations, et leur usage *copieux* et *prolongé* « ne manque guère de détruire les forces de l'estomac « en les excitant violemment et sans relâche. De là s'en- « suivent différentes maladies chroniques accompagnées « d'éruptions hideuses, d'une extrême maigreur et de « l'affaiblissement marqué de tout le système cérébral. »

Tout ce que nous avons vu nous porte à croire que si l'action de l'absinthe peut paraître plus énergique que celle de toute autre liqueur au même degré de concentration alcoolique, on doit surtout attribuer cette prédominence d'action à l'irritation stomacale produite par son usage *copieux* et *prolongé*. Mais de là à en faire un poison lent, s'accumulant peu à peu dans l'organisme et faisant explosion lorsqu'il en est saturé, il y a loin. Quant à admettre, comme le fait M. le docteur Anselmier (2), que chaque liqueur est un modificateur spécial de l'organisme, il me semble que c'est aller un peu loin. Je défie bien le clinicien le plus habile de distinguer,

(1) Cabanis. — *Rapport du physique et du moral de l'homme. — Influence du régime sur les habitudes morales.* Tom. II, pag. 97, édition Cerise. — Victor Masson.

(2) Docteur Anselmier. — *De l'Empoisonnement par l'absinthe;* 1862.

par l'examen de deux ivrognes, l'ivresse produite par le rhum, le kirsch, etc., de celle qui est le résultat de l'absinthe.

Arrivons maintenant à l'étude de l'action spéciale de l'absinthe; nous allons chercher à l'expliquer, vu les quantités si minimes de principes actifs contenus dans la liqueur.

Nous empruntons d'abord à la Thèse de M. le docteur Motet les quelques lignes qu'il consacre à la nature et à la préparation de cette liqueur.

« Deux espèces de liqueurs, dit-il (1), sont livrées à « la consommation sous le nom d'*extrait d'absinthe;* ce « sont l'absinthe commune et l'absinthe suisse. Il y a « entre elles de grandes différences de qualité.

« L'absinthe commune est préparée avec des alcools « à 40° centigrades; l'absinthe suisse, avec des alcools « de 60°, 70° et 72° centigrades. Autrefois la consom- « mation de la première était à celle de la seconde « comme 15 est à 5. Aujourd'hui la proportion est en- « tièrement renversée, et l'on boit 20 litres d'absinthe « suisse environ pour 5 litres d'absinthe commune.

« Voici quelles sont les plantes qui entrent dans sa « composition :

« Sommités d'absinthe majeure,
« — — mineure,
« Racine d'angélique,
« Calamus aromaticus,
« Semences de badiane,
« Feuilles de dictame de Crète,
« Origan vulgaire.

« Tout cela doit macérer en proportion définies, pen- « dant huit jours, dans l'alcool à 60° ou 70°; puis on dis- « tille au bain-marie, et on ajoute alors 16 grammes

(1) Loc. cit.

« d'huile essentielle d'anis pour 16 litres de liqueur. « On agite pour opérer un mélange complet. Mais tous « les distillateurs n'ont pas la même recette; il y en a « beaucoup qui emploient le fenouil, la menthe, la mé- « lisse. Puis, on voit si la coloration est satisfaisante, si « l'absinthe s'étend et blanchit bien. Si elle ne possède « pas ces qualités, c'est alors qu'intervient le savoir- « faire du fabricant, et que de l'indigo, de la teinture « de curcuma, du jus d'hysope, d'orties, voire même « du sulfate de cuivre, sous le nom de *bleu éteint*, s'a- « joutent à la liqueur pour lui donner les apparences qui « lui manquent. Les absinthes supérieures ont rarement « besoin d'être travaillées, elles sont généralement pré- « parées avec soin. Telle est la liqueur d'absinthe. »

Parmi les plantes qui entrent dans la composition de la liqueur d'absinthe, deux, et ce sont justement celles qui y entrent pour la majeure partie, sont d'une consommation journalière. On mange l'angélique, et je ne sache pas que, jusqu'à présent, on ait accusé la badiane de rendre l'anisette de Bordeaux vénéneuse. Quant à l'absinthe, avant qu'on ne la fît entrer dans la composition d'une liqueur, personne n'avait songé à lui jeter la pierre; sa tisane et son vin étaient administrés à tous propos par les empiriques et les commères, sans qu'aucun accident fût jamais venu ternir sa réputation (1).

N'y a-t-il point là matière à réflexion pour ceux qui lui donnent si légèrement un brevet de poison?

(1) Haller, qui préconisait son emploi dans la goutte et les hydropisies, redoutait si peu les accidents que son usage même copieux pouvait amener, qu'il la conseillait à la dose de quatre-vingts gouttes de teinture, deux fois par jour, pendant plusieurs années. *(Biblioteca Botanica.)*

Il est un fait qui doit, certes, frapper tous les esprits observateurs, fait qui se passe journellement sous nos yeux, et qu'il est donné à tout le monde d'apprécier; il n'est personne qui ne sache qu'il suffit d'un seul verre d'absinthe pour griser l'imprudent qui, n'ayant pas encore fait connaissance avec la verte liqueur, en prend pour la première fois.

Tel qui a l'habitude de prendre un verre ou deux d'absinthe par jour n'en prendra pas trois verres à la fois sans observer à coup sûr, sur lui-même l'effet singulièrement prompt de cette boisson.

Invoquera-t-on ici l'action pure et simple de l'alcool, ou mettra-t-on sur le compte de l'absinthe seule les effets produits? On ne peut, en réfléchissant, le faire sagement.

Voici, en effet, comment les choses se passent : tout le monde sait que, dans le langage consacré des cafés, *prendre une absinthe* consiste dans l'acte suivant : le buveur verse dans un verre à boire ordinaire ou pourvu, à sa partie inférieure, d'un ajutage de la forme et de la capacité d'un verre à liqueur ordinaire, la valeur de 30 grammes de liqueur d'absinthe, puis il remplit le verre avec de l'eau. Cela pourrait, à la rigueur, être appelé un grog à l'absinthe; eh bien! tel buveur qui boira trois, quatre, cinq, six et même dix grogs à l'eau-de-vie ou au rhum dans une journée sans éprouver le moindre symptôme d'ivresse, ne pourra souvent pas prendre trois ou quatre absinthes sans en ressentir les effets.

Ce n'est donc pas l'alcool qui est ici le coupable; examinons si l'absinthe mérite davantage qu'on l'accuse.

Prenez en extrait ou en huile essentielle d'absinthe cent fois la quantité de principes absinthiques contenus dans le verre de liqueur, c'est-à-dire quelques centigrammes d'extrait ou une goutte d'huile essentielle, vous n'observerez aucun des effets produits par l'absorption de cette minime quantité d'absinthe.

Ce n'est donc ni à l'alcool ni à l'absinthe qu'il faut rapporter les effets observés. Serait-ce à leur combinaison ou à leur réunion? C'est ce qu'il nous faut ici examiner.

Il est un autre phénomène non moins digne de fixer notre attention; ce fait est le suivant: le buveur émérite et sensuel ne verse pas l'eau brutalement sur la teinture d'absinthe que contient son verre; non, il sait bien qu'en agissant ainsi il se préparerait une boisson qui ne posséderait qu'à un faible degré les propriétés stimulantes et stomachiques qu'il recherche : il verse l'eau lentement, goutte à goutte, par petites secousses, de façon à *étonner* (mot technique) son absinthe; il obtient ainsi un liquide verdâtre et trouble, tandis que dans le premier cas il n'aurait eu qu'une émulsion imparfaite et un liquide opalin presque transparent. Il vient de faire son absinthe.

Comme saveur et comme effet, ces deux liquides sont bien différents : le premier est fade, douceâtre et presque inoffensif, du moins quant à l'ivresse; le second, au contraire, est aromatisé à un degré plus élevé et doué des qualités nécessaires pour jeter sur le carreau l'imprudent qui le boirait sans mesure. Il semble, dans un cas, que l'eau et la liqueur se soient mêlées sans se combiner; dans l'autre, au contraire, la division des molécules et l'union de l'alcool et de l'eau semblent parfaites; par conséquent, l'action de la boisson est plus sûre et son absorption plus complète. Ce fait vient donner une nouvelle force à cet axiôme thérapeutique, que plus un corps est divisé, plus il est facilement absorbé.

Ce qui prouve encore que c'est bien à l'émulsion produite par le buveur que l'on doit attribuer l'action excitante de l'absinthe, c'est que chacun sait que, prise pure, à part la sensation de chaleur, et quelquefois de brûlure même, que produit sur les muqueuses digestives et stomacales un liquide alcoolique à un degré aussi élevé, l'absinthe étourdit et grise moins facilement.

Nous avons vingt fois fait cette expérience sur nous-même. Nous connaissons encore un jeune homme appartenant à une profession libérale, qui a pris la funeste habitude de l'absinthe, et qui, petit à petit, est arrivé à en boire huit à dix verres quelquefois dans la même journée sans éprouver, du moins jusqu'à présent, aucun effet fâcheux de l'abus qu'il en fait.

Un fait curieux se passe chez lui : il prend son absinthe pure, sans la mêler à de l'eau, et n'éprouve jamais, à moins qu'il ne boive en même temps de la bière, du vin ou d'autres liquides spiritueux, le moindre symptôme d'ivresse. Si par hasard (expérience qu'il a souvent renouvelée pour nous) il *fait* son absinthe, il lui suffit de trois ou quatre verres pour commencer à éprouver de légers troubles, et enfin, s'il boit la même quantité (qu'il est habitué presque quotidiennement à prendre pure) avec de l'eau, il est complétement gris.

Nous avons répété cette expérience sur deux lapins

de même âge et dans les mêmes conditions physiologiques; nous avons en même temps administré à l'un 20 grammes d'absinthe pure à 70° et à l'autre la même quantité émulsionnée avec son volume d'eau. Tandis que le premier pouvait encore marcher sans trop de peine, le second avait le train de derrière comme paralysé, ne pouvait même plus se traîner; au bout de quelques minutes il finit par tomber ivre mort pour ne plus se relever; il mourut six heures avant celui qui avait pris l'absinthe pure, dix heures après avoir ingéré les 20 grammes de liqueur.

Nous avons conservé pendant huit jours un lapin auquel nous avions administré pendant cet espace de temps jusqu'à six gouttes par jour d'huile essentielle d'absinthe, en augmentant progressivement la dose d'une goutte tous les jours, sans qu'il en ait jamais paru incommodé.

Le huitième jour, nous lui fîmes prendre 20 grammes d'absinthe du commerce mêlée à de l'eau; il mourut au bout de onze heures, ni plus ni moins vite que tout autre animal de son espèce auquel on aurait administré la même quantité d'eau-de-vie.

Si l'absinthe avait une action véritablement toxique sur l'économie, il nous semble que des phénomènes spéciaux devraient se montrer lorsqu'on absorbe des quantités relativement si considérables de ses principes actifs. Il n'en est pourtant rien, nous l'avons dit et nous le répétons ici : dans l'état physiologique, on peut prendre cent fois plus d'absinthe que l'on n'en absorbe lorsqu'on boit même dix verres de cette liqueur, c'est-à-dire qu'on peut prendre jusqu'à cinq ou six gouttes d'huile essentielle ou une quantité proportionnelle d'extrait sans que l'on observe aucun phénomène d'excitation cérébrale ou nerveuse.

Il résulte des expériences faites sur notre personne, *et in animâ vili*, que le mode d'emploi est la cause la plus réelle de l'action de l'absinthe sur l'économie. Ce n'est, du reste, qu'une conséquence de ce fait bien connu, que plus la surface d'absorption est considérable, plus l'action de certains agents se fait sentir. Il semble rationnel de penser que dans l'émulsion les molécules chargées de principes absinthiques, se trouvant séparées et nageant dans un véhicule aussi promptement absorbé (1) que l'alcool, parviennent plus facilement dans le sang, et par suite aux centres nerveux. Il nous semble qu'il y aurait là un sujet d'études intéressantes, ayant pour but de savoir si, par un moyen semblable, l'administration de certains médicaments ne se ferait pas plus facilement et d'une manière plus sûre.

Nous nous proposons, du reste, d'en faire l'objet de nouvelles recherches.

On voit que nous faisons la part des effets énergiques de l'absinthe en tant que boisson spiritueuse, et que nous sommes loin de nier que l'usage immodéré qu'en font certaines personnes ne puisse produire à la longue des désordres graves. Qu'il nous soit toutefois permis de

(1) M. Bouchardat, ayant administré à une poule robuste 20 grammes d'alcool étendu de son poids d'eau, ne retrouva, dans le tube digestif, vingt minutes après le début de l'expérience, que 5 grammes d'alcool. « Ce qui prouve, dit-il, que, dans « l'espace de vingt minutes, les trois quarts à peu près (15 grammes) de l'alcool « ingéré ont été absorbés. » (*De la Digestion des boissons alcooliques et de leur rôle dans la nutrition*. ANNALES DE CHIMIE ET DE PHYSIQUE, 3e *série*, 1847, tom. XXI, page 449.)

nous élever de toutes nos forces contre l'idée trop généralement admise qu'elle produit des effets spéciaux différents de ceux de l'alcoolisme. Nous l'avons dit au début de ce travail, nous déplorons l'abus qu'en fait faire la mode, et ne nous faisons en aucune façon l'apologiste de l'absinthe ; nous cherchons seulement à établir que son usage modéré n'entraîne pas de péril plus grand que celui de toute autre liqueur, et que le danger le plus réel existe dans les sophistications, malheureusement trop fréquentes, qu'on lui fait subir.

Pour démontrer la vérité de ce que nous avançons, nous allons analyser rapidement la Thèse de M. le docteur Motet, et montrer l'erreur dans laquelle est tombé cet observateur en attribuant à l'absinthe le pouvoir de produire chez le buveur des accès délirants et convulsifs autres que ceux de l'alcoolisme.

« Composée, dit M. Motet, de plantes à propriétés « excitantes, ayant pour véhicule des alcools à un de- « gré de concentration assez élevé, quand l'absinthe « est prise à doses répétées, elle agit directement sur le « système nerveux (1). »

A ceci nous répondrons à M. Motet qu'il existe une autre liqueur, liqueur de table, liqueur hygiénique, médicament même dans une foule de cas, composée, elle aussi, de plantes aromatiques à propriétés excitantes (dans lesquelles il est juste de dire que l'absinthe n'entre pas), ayant, elle aussi, pour véhicule des alcools à un degré de concentration tout aussi élevé que ceux qui entrent dans la composition de l'absinthe. Nous voulons parler de la chartreuse.

(1) Loc. cit., pag. 15.

Tout le monde sait que cette liqueur est un stomachique puissant et agréable, qu'elle active les digestions pénibles et laborieuses; mais tout le monde sait aussi que l'ivresse est prompte à venir lorsqu'on en abuse. Chose remarquable! l'ivresse se montre d'autant plus promptement que la chartreuse est mêlée à l'eau.

Il se passe ici exactement la même chose qu'avec l'absinthe, à part l'émulsion, qu'empêchent le mode de fabrication et la quantité de sucre que contient la liqueur, qui, pour M. Racle (1), est un alcoolat, c'est-à-dire une préparation où l'alcool tient en dissolution les huiles essentielles produites dans la distillation.

En 1858, dans l'excursion botanique que dirige tous les ans notre savant maître, M. Chatin, nous trouvant à la Grande-Chartreuse de Grenoble par une chaleur étouffante, rendue plus insupportable encore par l'exercice auquel nous étions forcé de nous livrer, ayant, dans une ascension, mêlé de la chartreuse jaune avec de l'eau, nous éprouvâmes en redescendant des symptômes d'ivresse caractérisée par des vertiges et de la titubation, ce qui, quoique léger, nous força à nous arrêter avec deux de nos amis qui se trouvaient dans le même état.

Il eût été dangereux de continuer à descendre dans ces conditions. Nous n'avions pourtant bu à trois, dans l'espace de quatre heures, que la valeur de 150 grammes de chartreuse mêlée à trois ou quatre fois son volume d'eau.

Voici donc une liqueur analogue, par sa composition,

(1) Racle. — *De l'Alcoolisme*. Thèse de concours; 1860; pag. 13

à l'absinthe, possédant des qualités tout aussi excitantes qu'elle, et dont l'usage immodéré amène plus promptement l'ivresse que toute autre liqueur alcoolique à quantités égales; eh bien! personne ne songe, et M. Motet tout le premier, à la taxer de poison. A quoi cela tient-il?

C'est que la vraie chartreuse se vend cher, que ses contrefaçons, n'étant pas aussi bonnes et faciles à constater, sont peu estimées, et que par conséquent les sophistications sont moins à craindre, parce qu'elles sont plus rares. Enfin, c'est que, vu son prix élevé, l'usage en est restreint, car il en coûte cher pour se griser tous les jours avec de la chartreuse. Augmentez le prix de l'absinthe, sa consommation diminuera à coup sûr. C'est, nous le répétons encore, le bon marché auquel la fraude permet de la livrer qui constitue le véritable danger.

Après avoir donné (un peu gratuitement, il nous semble) à l'absinthe la propriété « de faire surgir un « monde d'idées, de faire créer à l'imagination ses plus « enchanteresses chimères, » M. Motet attribue à son abus « *les plus ravissantes créations de la littérature et des « arts* (1). »

Enfin, après avoir dit combien l'habitude est puissante chez le buveur d'absinthe, il constate l'affaiblissement progressif de l'intelligence. « C'est qu'alors, dit-il, « la dose du poison a été augmentée; c'est qu'alors à « l'ébriété (2), à l'essor spontané de l'esprit, succèdent

(1) Loc. cit., page 16.

(2) Voyez, *Courrier des Familles*, un article très-bien fait sur l'ébriété, signé E. Bégin. Paris, 10 mai 1859.

« le joug pesant, la stupéfiante hébétude propre aux « *ivrognes*. »

C'est, comme toujours, un des phénomènes morbides de l'intoxication alcoolique; pourquoi vouloir en faire spécialement le résultat de l'absinthe? Tout agent spiritueux produirait les mêmes effets.

M. le docteur E. Bégin a voulu parler de l'ébriété en général; M. le docteur Motet a appliqué cela à l'absinthisme, en admettant qu'il y ait un ensemble de phénomènes auquel on puisse donner ce nom.

De même que pour l'alcoolisme, M. Motet admet deux formes d'absinthisme: une forme aiguë et une forme chronique. Nous croyons utile de transcrire presque entièrement ici la description que donne M. Motet de la forme aiguë; on verra combien peu de différence existe d'avec l'alcoolisme aigu, ce qui vient encore prouver combien est juste l'opinion de M. Michel Lévy sur l'action particulière de chaque liqueur. Voilà comment s'exprime le savant professeur du Val-de-Grâce (1): « L'action particulière des boissons alcooli- « ques est en rapport avec la nature et la proportion « des matières autres que l'alcool qui se rencontrent « dans chaque boisson; *plus faible et plus fugitive, elle* « *s'ajoute aux effets de l'alcool sans jamais les dominer.* »

On voit par là combien il doit être difficile, sinon impossible, de séparer les effets dus à l'absinthe de ceux produits par l'alcool, masqués que doivent être les premiers par les phénomènes généraux de l'alcoolisme.

M. Motet dit que l'ivresse de l'absinthe est bruyante

1) Michel Lévy. — *Traité d'hygiène*, tom. 2, page 70; 1862.

et agressive ; ceci n'est pas un fait particulier ; nous ferons observer : 1° que dans la généralité des cas l'ivresse est bruyante et agressive ; 2° que le caractère de l'ivresse varie avec les individus. De là est venue l'expression populaire : un tel a le vin gai, a le vin triste. Nous avons souvent vu des ivrognes soûls d'absinthe, et nous n'avons jamais remarqué que leur ivresse fût plus bruyante ou plus agressive que celle produite par toute autre liqueur. Le même auteur ajoute que « après la pé« riode de détente ou de collapsus,il reste une sensation « de fatigue ou d'accablement qu'un sommeil agité ne « fait pas disparaître. » Laissons parler M. Racle (1) : « S'il parvient à dormir, son sommeil est troublé par des « songes effrayants ; puis il se réveille, au matin, épuisé « et incapable de tout mouvement. » Ce que M. Racle dit pour l'ivrogne en général, M. le docteur Motet l'applique au buveur d'absinthe ; c'est toujours le même reproche qu'on peut faire à sa Thèse : il confond, comme le font du reste observer MM. Michel Lévy et Figuier (2), les effets de l'alcoolisme avec ceux qu'il attribue à l'absinthe. La lecture de la description que fait cet auteur de la forme aiguë de l'absinthisme suffira, au reste, à démontrer la justesse du reproche que nous lui adressons.

« A mesure, dit-il, que des doses nouvelles de l'exci« tant alcoolique viennent à être ingérées, les fonctions « digestives se troublent, l'appétit diminue, disparaît « même, pour faire place au besoin de boire. Un état « d'anéantissement et de torpeur succède à une exalta-

(1) Loc. cit.

(2) L. Figuier. — *Année scientifique* 1862, article *Hygiène publique.*

« tion passagère, de courte durée; et il ne faudrait pas « croire que le sommeil fût, dans ce cas encore, la crise « salutaire qui jugera cet état; il reste, au contraire, une « sensation de malaise, une anxiété précordiale, des « bourdonnements d'oreille, des vertiges qui, vers le « soir, se transforment en hallucinations effrayantes de « la vue et de l'ouïe. Là, sans doute, se retrouvent tous « les caractères généraux du délire alcoolique; mais ce « qui prête un caractère particulier à l'intoxication « par l'absinthe, c'est l'absence totale, à cette période, « de *tremblements musculaires* ; il semblerait qu'on eût « sous les yeux une forme éclose avant développement « complet, et dans laquelle la rapidité d'action de la « cause eût empêché les phénomènes habituels de se « produire. Dès que les troubles de l'intelligence ont « éclaté, ils suivent une marche progressivement crois- « sante, et c'est toujours vers le soir que les manifesta- « tions délirantes atteignent le maximum d'intensité. « Dans le *delirium tremens*, les malades sont agités, « inquiets; malgré le défaut de coordination de leurs « mouvements, l'incertitude de leurs membres, ils ne « restent guère en place pendant la journée. Le buveur « d'absinthe présente au contraire cet état de torpeur « que M. Delasiauve (1) a décrit sous le nom de *stupeur* « *ébrieuse*. Les malades se distinguent des autres par « l'inquiétude peinte sur leur physionomie; ils se « tiennent à l'écart, cherchent à s'isoler, non pas tristes « et concentrés, comme les mélancoliques, non pas « inertes comme les stupides, mais présentant un état

(1) *Annales médico-psychologiques*; 1851, 2e série, tom. III, pag. 647. Delasiauve, *Diagnostic différentiel du* delirium tremens *ou stupeur ébrieuse.*

« mixte dans lequel les objets extérieurs revêtent tous « des formes correspondantes au délire. Interrogez-les, « ils entendent à peine votre question ; le bruit de vos « paroles aura frappé leurs oreilles, mais, se confondant « pour eux avec les hallucinations effrayantes qui les « assiégent, vos questions ne provoqueront pas de « réponse ; ou bien, si vous obtenez quelques mots, ils « seront l'expression, la manifestation extérieure de leur « délire. Cherchant sans cesse à échapper à des persécu- « tions imaginaires, ayant même parfois la crainte de se « voir méconnus, accusés de crimes qu'ils savent n'avoir « pas commis, tantôt ils fuient, tantôt ils s'avancent « vers vous en protestant de leur innocence. Les désor- « dres vont croissant à mesure que le jour tombe, et « c'est au milieu de la nuit que les plus fantastiques « images font leurs apparitions.

« Nous n'avons pas rencontré chez les buveurs d'ab- « sinthe ce caractère, si commun dans le *delirium tremens*, « de visions d'animaux immondes ; ce sont beaucoup « plutôt des *flammes* qui enveloppent le lit, des *armes* « dont la pointe menaçante est tournée vers le malade. « J'ai recueilli l'observation d'un homme qui, maintenu « dans son lit par la camisole, me cria dès qu'il me vit « approcher de lui : « Ne me touchez pas, vous allez « vous couper. Otez donc cet enfant, ôtez-le ! » Et en « même temps il faisait des efforts surhumains pour « aller secourir l'être qu'on assassinait sous ses yeux. Ces « hallucinations d'ailleurs, avec leurs différentes formes, « se retrouvent, comme nous l'avons dit, dans l'alcoolisme « simple, et nous ne saurions vouloir en faire l'apanage « exclusif de l'intoxication par l'absinthe ; toutefois,

« quand elle a été la cause première des accidents, nous « devons reconnaître qu'elle s'est toujours présentée à « nous avec les caractères que nous venons de lui as- « signer. »

Quant à la terminaison de l'accès, M. Motet reconnaît qu'elle est la même dans les deux cas, soit qu'on ait affaire à l'absinthisme, soit que l'alcool soit l'unique cause.

Ne croirait-on pas lire la description d'une attaque de folie alcoolique aiguë, et néanmoins il suffit à M. Motet, pour voir là un ensemble de symptômes produits par l'absinthe, que les tremblements musculaires n'existent pas à cette période, et que le buveur d'absinthe voie dans ses hallucinations des flammes et des épées au lieu d'animaux. Quant à la *stupeur ébrieuse*, je ne sache pas que M. Delasiauve (1) l'ait rapportée à l'intoxication par l'absinthe ; ce n'est pour cet auteur qu'un degré plus avancé de la maladie, traitée presque exclusivement dans les asiles d'aliénés, tandis que le délire suraigu avec état fébrile est traité souvent dans les hôpitaux ordinaires pour des affections cérébrales avec lesquelles la confusion est du reste possible. C'est précisément dans cette période de stupeur ébrieuse que M. Racle (2) dit que « le tremblement de la langue est « également beaucoup moins prononcé ; parfois même « il semble plutôt subordonné à l'hésitation de la pensée « qu'à une irritation convulsive. » Quant aux tremblements musculaires, ils peuvent manquer souvent et

(1) Loc. cit.
(2) Loc. cit.

n'existent toujours d'une façon absolue que dans la forme convulsive.

Pour la forme chronique de l'absinthisme, M. Motet ne la différencie en rien de l'alcoolisme chronique ; il se contente de l'énoncer. C'est que dans cette forme de l'intoxication alcoolique, les phénomènes morbides sont moins distincts de ceux que l'on observe dans les affections générales du système nerveux, et que, s'il était possible de séparer les effets de l'absinthe des désordres causés par l'alcool seul, la difficulté que nous avons signalée au début de ce travail serait plus grande, à cause même de la multiplicité des symptômes.

Pour en finir avec la Thèse de M. Motet, nous ferons remarquer que sur les six observations que contient son travail, toutes, excepté la cinquième, accusent des tremblements musculaires chez les malades qui en font le sujet et que tous se livraient à l'ivrognerie en général.

Comme les travaux d'hommes compétents en pareille matière sont rares, nous parlerons aussi d'un article de M. L. Figuier (1).

Cet auteur, qui ne fait du reste qu'un abrégé de la Thèse de M. Motet, en y joignant quelques réflexions, raconte qu'il y a une vingtaine d'années, étant alors élève en médecine à Montpellier, il prit, pour la première et dernière fois de sa vie, un petit verre d'absinthe étendue d'eau : « L'ingestion de ce petit verre d'absinthe, dit-« il, nous occasionna une demi-heure après de vio-« lentes coliques et des épreintes d'estomac offrant le « caractère d'une sorte d'empoisonnement qui nous parut

(1) Loc. cit., pag. 339.

« *analogue, par ses symptômes, à celui que déterminent les* « *huiles essentielles.* »

M. Figuier [1] néglige de nous dire si l'absinthe était bien préparée, n'avait point subi de sophistications, et, par conséquent, s'il n'entrait pas dans sa composition un agent de fraude capable d'occasionner cette indisposition. Nous croyons, quant à nous, qu'à part un état pathologique de l'estomac, jamais un petit verre d'absinthe ne pourra causer des phénomènes d'empoisonnement, assez nets surtout pour qu'on puisse reconnaître, d'après les symptômes éprouvés, si l'agent toxique est une huile essentielle ou un autre poison. Il est donc probable, sinon certain, que M. Figuier a eu affaire à de l'absinthe sophistiquée.

Pareille chose s'est passée, comme nous l'apprend M. Legrand du Saulle [2], en janvier 1860, au 1er régiment de dragons, dans lequel régnait une sorte d'épidémie caractérisée par l'altération des traits, de violentes coliques, de la diarrhée, des vomissements. Sur l'invitation du colonel, une enquête eut lieu : on découvrit du sulfate de cuivre dans l'absinthe des cantines; on jeta celle-ci dans les ruisseaux, et les soldats recouvrèrent la santé immédiatement.

M. S. Martin, pharmacien, assure qu'une sophistication plus dangereuse aurait été pratiquée; on aurait ajouté du *chlorure d'antimoine* à l'absinthe.

Comme dans le reste de son article M. Figuier suit les idées de M. Motet, on peut adresser les mêmes reproches à ces deux auteurs.

(1) Loc. cit.

(2) Legrand du Saulle. — *Gazette des hôpitaux*; 1860.

Dans un fait recueilli dans le service de M. Félix Voisin (1), et communiqué à la Société de Biologie par le docteur Aug. Voisin, son neveu, il est question d'un homme qui se livrait à de nombreux *excès alcooliques*, consistant *surtout* dans l'usage de l'absinthe. Ce malheureux, pris sur la voie publique d'accès épileptiformes, est amené à Bicêtre le 26 juin. Il présente les phénomènes généraux de la *forme épileptique* de l'alcoolisme chronique, ou *épilepsie alcoolique*, décrite par Magnus Huss et admise par Racle (2). Il meurt le 28 au matin, après avoir eu dans les dernières vingt-quatre heures plus de cinquante accès épileptiformes. A l'autopsie, on trouve des lésions de l'encéphale parfaitement en rapport avec les convulsions qui ont emporté le malade.

Le cœur, et particulièrement le ventricule droit, ont subi la dégénérescence graisseuse que M. Voisin a fréquemment rencontrée chez les sujets qui succombent aux suites d'excès alcooliques par absinthe.

Qu'il nous soit permis de faire remarquer que cette observation, qui a été publiée sous le titre d'*absinthisme chronique*, est tout aussi bien une observation d'*épilepsie alcoolique*; là, pas davantage que dans le travail de M. Motet, je ne vois les caractères propres à une forme d'intoxication spéciale. Si l'étendue de ce travail nous avait permis de la reproduire *in extenso*, sa lecture (qu'il est du reste facile de faire dans la *Gazette des hôpitaux*), comparée aux descriptions que donnent les auteurs de la forme convulsive de l'alcoolisme chronique, aurait montré que les différences, si elles existent, sont

(1) *Gazette des hôpitaux.*
(2) Loc. cit., pag. 70.

d'une bien faible importance. C'est encore un ivrogne qui cultivait la dive bouteille, à coup sûr, sous quelque forme qu'elle se présentât. Il fut, du reste, comme nous l'apprend l'observation, impossible d'obtenir aucun renseignement, ni sur ses antécédents héréditaires, ni sur le mode d'invasion des accidents.

Quant à la dégénérescence graisseuse du cœur, nous ferons observer qu'elle existe en dehors de toute influence alcoolique et absinthique, et que, par cette raison, on peut être admis à nier l'influence de l'absinthe dans sa production.

Nous croyons avoir démontré que l'absinthe est bien innocente des accidents causés par la liqueur qui porte son nom. Le danger véritable, nous l'avons dit, existe dans la mode qui en fait faire un abus inouï.

Si l'on réfléchissait ensuite qu'il est impossible à un distillateur de vendre pour 15 centimes un petit verre d'alcool bon goût à 70°, ayant subi en outre des préparations longues et coûteuses; qu'il lui faut donc, pour atteindre à ce bon marché, faire subir à cette liqueur des sophistications dangereuses, le péril serait moins grand pour les classes inférieures. Quand, du reste, on goûte des absinthes de bonne qualité, travaillées consciencieusement, et qu'on les compare à celles vendues par certains distillateurs, on saisit bien vite les différences énormes qui doivent exister dans leurs effets. Le danger réel que présente l'absinthe est dans la présence des sels de cuivre qu'on y ajoute si fréquemment.

MM. Rufz et de Luppé rapportent que le tafia, distillé dans des alambics de cuivre rarement nettoyés, et qui contient, par conséquent, en quantités notables, des sels de cuivre (acétate et sulfate), cause les trois quarts de la mortalité des noirs. « Il est certain, disent-ils (1), « que les vieux buveurs de tafia présentent un état « d'hébétude caractéristique ; que l'ivresse est lourde, « triste, querelleuse, insolente et méchante, et que chez « eux le tremblement est moins fréquent que le délire, « qui existe seul. »

Voilà justement les caractères attribués par M. Motet à l'ivresse des buveurs d'absinthe, l'ivresse querelleuse et méchante et le tremblement musculaire moins fréquent. Ne saurait-on voir là une preuve de la vérité de ce que nous avançons? Oui, certes, nous sommes les premiers à appeler l'attention de l'autorité sur l'absinthe, mais c'est surtout pour qu'elle découvre et punisse sévèrement les funestes sophistications qu'on lui fait journellement subir !

Il est encore une objection à laquelle il nous faut répondre, objection qu'on ne manquerait pas de nous faire en nous citant la liste, trop nombreuse, hélas ! des faits désastreux observés en Algérie chez les buveurs d'absinthe. Nous laisserons à M. le professeur Michel Lévy le soin de notre réponse : « L'absinthe, dit-il, (2) « est depuis un temps très-long un des fléaux destruc- « teurs de l'Algérie, *où l'on enregistre pêle-mêle ses effets* « *avec ceux de la non-acclimatation.* »

Il est au surplus un fait très-connu des médecins qui résident dans les pays chauds, c'est la malignité plus grande dans ces régions des accidents résultant de l'in-

(1) Rufez et De Luppé. — *Mémoire sur la Maison des Aliénés de Saint-Pierre-Martinique.* Paris, 1850.

(2) Michel Lévy. — Loc. cit., pag. 52, article *Boissons.*

toxication alcoolique, et, comme le dit avec justesse M. Michel Lévy, on a confondu ses effets avec ceux de la non-acclimatation. Si en Italie, en Crimée, en Afrique, dans les épidémies de choléra, de typhus, de dyssenterie, etc., on a observé une mortalité plus grande chez les individus adonnés à l'absinthe, il est juste de dire que la maladie a causé tout autant de ravages parmi nos soldats habitués à faire abus des boissons spiritueuses; l'alcool était encore ici, comme dans la plus grande majorité des cas, le seul coupable.

Il nous semble que par la lecture de ce travail on peut et l'on doit arriver aux conclusions suivantes :

1° L'absinthe, à dose égale, n'est pas plus nuisible que toute autre liqueur au même degré de concentration alcoolique.

2° L'action légèrement plus excitante que produit son usage chez certains individus doit être attribuée à son mode d'emploi, en un mot à l'émulsion que produit le buveur.

3° Le péril réel qui résulte de l'usage immodéré de l'absinthe existe surtout dans les sophistications nombreuses qu'on lui fait subir, et en particulier dans les sels de cuivre qu'elle contient souvent.

4° Les effets morbides observés chez ceux qui se livrent sans mesure à cette boisson, sont ceux de l'intoxication alcoolique pure et simple.

Qu'il nous soit permis de terminer ce travail par cet axiôme hygiénique qui en est l'esprit :

L'excès seul en tout est nuisible.

17195 PARIS. — IMP. RENOU ET MAULDE, RUE DE RIVOLI, 144.

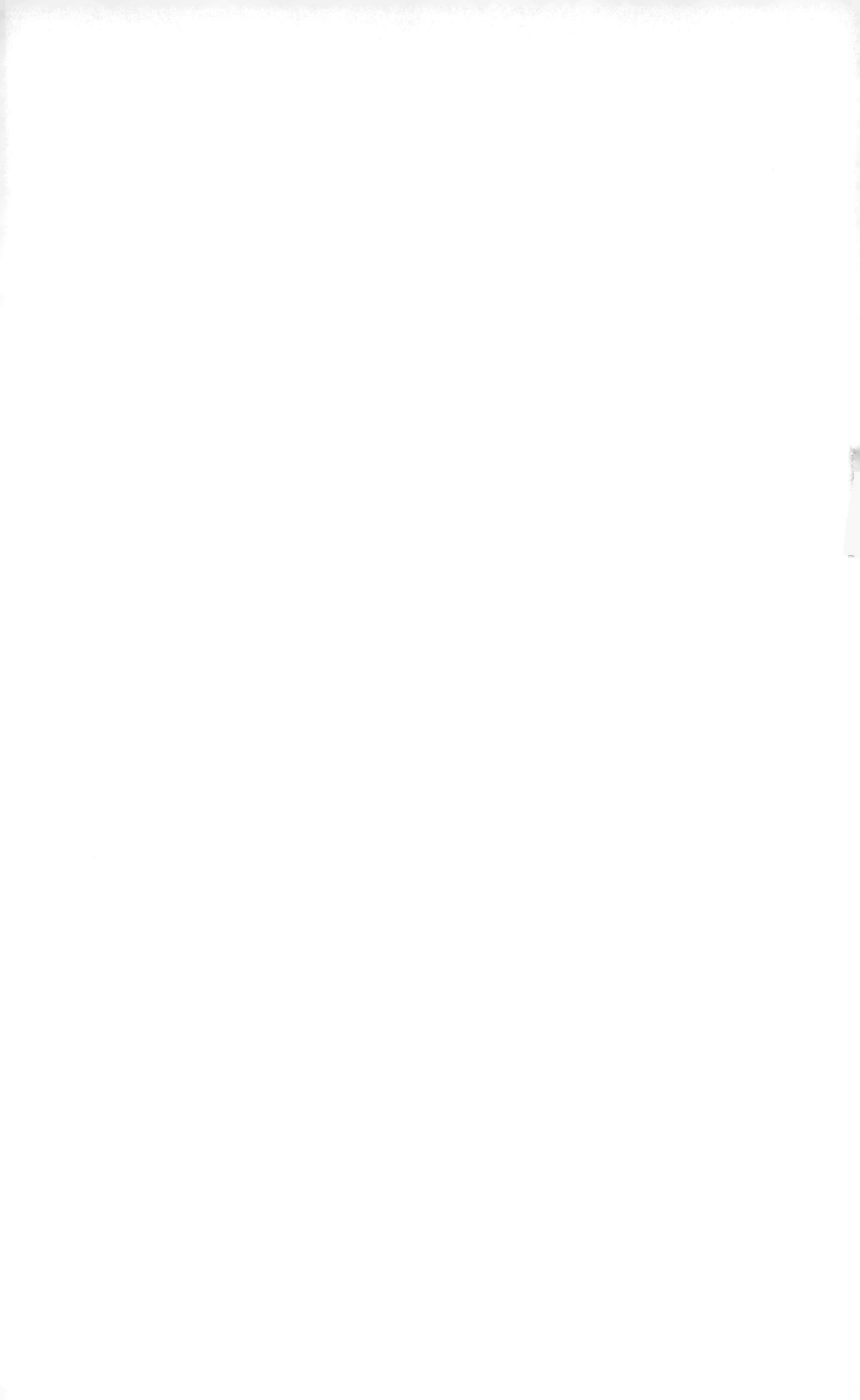

www.ingramcontent.com/pod-product-compliance
Ingram Content Group UK Ltd.
Pitfield, Milton Keynes, MK11 3LW, UK
UKHW020456230726
13925UKWH00005B/1970